Dr Etienne FILLON

CONTRIBUTION A L'ÉTUDE DU TRAITEMENT SANGLANT

DE LA

Luxation Traumatique Irréductible

DE LA HANCHE

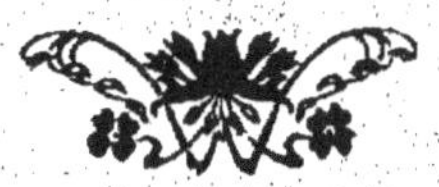

TOULOUSE

Ch. DIRION, Libraire-Editeur

22, RUE DE METZ, 22

1920

Dʳ Etienne FILLON

CONTRIBUTION A L'ÉTUDE DU TRAITEMENT SANGLANT

DE LA

Luxation Traumatique Irréductible

DE LA HANCHE

TOULOUSE

Ch. DIRION, Libraire-Editeur

22, RUE DE METZ, 22

1920

A la mémoire de mon Père

A la mémoire de mon Frère tué à l'ennemi

A ma Mère

A mes Parents

A mes Amis

A Monsieur le Docteur CAUBET

Professeur agrégé de Clinique Chirurgicale

Qui nous fait aujourd'hui le grand honneur de présider
notre thèse

A Monsieur le Docteur MARTIN

Professeur agrégé de Chirurgie

Qui nous a fourni notre sujet de thèse et guidé au cours de
nos recherches

En témoignage de notre reconnaissance la plus vive.

A mes Maîtres de la Faculté de Médecine de Toulouse

A mes Maîtres de l'Ecole de Médecine de Nantes

INTRODUCTION

Nous n'avons pas l'intention de traiter ici la luxation traumatique de la hanche d'un point de vue général, non plus que de faire un exposé de la technique opératoire de l'intervention sanglante. En assignant délibérément à ce petit travail les limites de la discussion d'une opération particulière : reposition sanglante avec résection secondaire — observation inédite due à l'obligeance de M. le Professeur agrégé Martin —, nous envisageons l'intervention en elle-même comme une œuvre véritablement originale à quelque point de vue où l'ingéniosité professionnelle, le sens rapide des décisions appropriées, le souci du détail non négligeable laissent une empreinte personnelle.

Nous n'utiliserons au cours de cette discussion que quelques observations qui se rapprochent par certains du cas étudié et nous aurons à opposer des conduites opératoires différentes.

Nous donnerons, d'abord un aperçu général des indications du traitement sanglant — justification nécessaire d'une intervention qui n'est pas sans gravité — et nous étudierons ensuite les particularités de l'intervention et du résultat fonctionnel.

Indications Générales du Traitement Sanglant

Quelle est d'abord la conduite à tenir en présence d'une luxation traumatique ancienne de la hanche?

1° Essayer toujours la réduction sous anesthésie;

2° En cas d'échec, peser les avantages et les inconvén'ents de l'intervention sanglante.

Une luxation traumatique irréductible de la hanche constitue-t-elle une infirmité asez sérieuse pour justifier une intervention qui n'est pas sans gravité?

Et nous parlerons d'abord de ces cas où existent des douleurs intolérables dues à la compression d'un nerf par la tête déplacée. Les premières opérations — celle de Mac Cormac en particulier — ont été faites dans des cas de ce genre.

Parmi les luxations postérieures ce sont les Ischiatiques qui manifestent le plus fréquemment ce symptôme douloureux, car la tête comprime directement le nerf à sa sortie du bassin. Dans les luxations iliaques, au contraire, le fait est plus rare, la tête ayant toujours tendance à accentuer son ascension et à s'éloigner par conséquent du nerf sciatique — et cependant on a signalé dans des cas de ce genre des douleurs irradiées le long du tronc nerveux — dues sans doute à ce que la tête a repoussé et entraîné dans son déplacement le sciatique. Pour les antérieures : les ovalaires entraînent la compression du nerf obturateur —, les pubiennes ou sus-pubiennes causent de tels délabrements des parties molles qu'elles occasionnent presque infailliblement des tiraillements du nerf crural.

Et n'est-il pas, d'autre part, des cas où, indépendamment de toute action directe sur un nerf, les tiraillements exercés sur l'appareil ligamenteux ou capsulaire, les insertions musculaires; ces compressions imprévues exercées à un point ou à un autre sur l'os, le tissu fibreux ou musculaire; surfaces ou points d'appui non préparés pour une adaptation logique — compressions anarchiques et incertaines, non limitées par ces rebords osseux qui endiguent normalement les mouvements d'une articulation; tous ces traumatismes ne sont-ils point susceptibles d'entraîner par eux-mêmes des douleurs exacerbées par les mouvements imprévus et mal supportés de la tête?

Quand il n'y a pas de symptôme douloureux est-il vrai comme le dit Ollier dans son Traité des résections : « que les luxations traumatiques irréductibles finissent le plus souvent par être compatibles avec un utile fonctionnement du membre malgré la persistance de la claudication? »

Dans les luxations en arrière — les plus fréquentes — on constate rapidement la présence d'une cavité nouvelle formée autour de la tête luxée, et parfois même le ligament rond, arraché à son insertion acétabulaire, est venu se souder à la nouvelle cavité.

Mais cette néarthrose n'est pas solide — ses rebords sont mousses — c'est une habitation incertaine pour la tête d'une part, et d'autre part elle ne répond pas aux nécessités statiques crées pour la station bipède.

La tête fémorale remonte progressivement dans la fosse iliaque, entraînant une claudication extrême; et la démarche disgracieuse devient presque à elle seule une infirmité.

Et que dire de ces cas où l'adduction extrême occasionne une véritable impotence fonctionnelle en amenant le membre malade jusqu'à croiser le membre sain, de ces cas encore où la présence d'ostéophytes fixe le membre dans une position parfois si vicieuse que la marche n'est possible qu'avec l'aide de béquilles?

Pour les luxations en avant, bien que le pronostic soit plus favorable, indépendamment bien entendu de ces luxations ovalaires qui occasionnent presque inévitablement des phénomènes douloureux, la fixation de la tête dans la cavité néoformée entraîne parfois une telle abduction avec rotation externe que le pied ne repose plus à terre.

Les indications de l'intervention sanglante se trouvent donc nettement définies par ces deux symptômes: *la douleur d'abord, l'impotence fonctionnelle grave ensuite.*

On a utilisé successivement différentes opérations: la résection, la reposition sanglante, et l'ostéotomie sous-trochantérienne.

L'ostéotomie ne semble pas suffisamment logique

contre l'élément douleur: la tête est l'élément traumatisant; et si la station est devenue plus normale, ou paraît plus normale, cette intervention semble devoir conserver son caractère « esthétique » et n'avoir aucune action sur la compression dont elle ne fait que déplacer l'axe. Elle ne semble donc pouvoir être utilisée avec profit que dans ces luxations traumatiques très anciennes où des adhérences fibreuses ou osseuses, décelables à la radiographie, unissent la tête luxée à l'os coxal dans une position défavorable à la fonction: et ceci en l'absence de tout symptôme douloureux, ce qui limite singulièrement ses indications.

Le choix reste donc entre la reposition sanglante et la résection. La première idéale, curative véritablement, opération que Volkmann en 1876 eut le premier l'idée de tenter, est celle qui remplit le mieux les indications en rendant presque à la hanche sa constitution normale. Chez les enfants, elle doit être recherchée à tout prix. Mais d'abord, elle n'est pas exempte de gravité; c'est, d'autre part, une opération minutieuse, délicate, le drainage particulièrement difficile, et la suppuration fréquente.

Parfois même elle semble trouver une contre-indication dans les altérations profondes des extrémités osseuses, et dès lors, il ne reste plus qu'une intervention à la fois favorable au drainage et susceptible d'améliorer la statique: la résection.

Elle supprime les douleurs par compression et corrige la déformation, mais il reste un facteur important de claudication: le raccourcissement. Elle est contre

indiquée chez les enfants à cause des graves inconvé
nients pour la croissance ultérieure du membre.

Un autre danger, qui semble devoir être évité par le
soin méticuleux que prend le chirurgien de ménager
les muscles et la capsule, est l'ascension de l'extrémité
réséquée, unie trop lâchement au bassin; et la marche
devient aussi mauvaise qu'avant l'intervention.

OBSERVATION INÉDITE

Due à l'obligeance de M. le Professeur agrégé MARTIN

Luxation ancienne de la hanche gauche
Réduction sanglante — Résection cervicale ultérieure

X... entre dans notre service le 10 avril 1919 porteur d'une luxation de la hanche gauche datant de huit mois. Il était prisonnier en Allemagne lorsqu'il s'est luxé la hanche. On n'a pas fait de tentative de réduction immédiate. Ce n'est qu'un mois après, et quatre mois ensuite, qu'on a fait, vainement d'ailleurs, les premières tentatives sous anesthésie.

État actuel. Le membre inférieur gauche est en forte rotation interne. Le malade peut à peine appuyer le pied à terre et n'arrive à marcher que très péniblement avec des béquilles. *C'est un véritable infirme chez lequel toutes les interventions seront légitimes.*

À l'examen, on trouve le trochanter remonté, la tête fémorale fortement saillante à la partie postérieure de l'os iliaque.

Opération le 22 IV 19.

Incision de Kocher. On découvre et on récline en bas le bord supérieur du grand fessier, après avoir incisé verticalement jusqu'à l'os son aponévrose et le fascia lata.

Passant ensuite entre les interstices musculaires, sans qu'il soit possible de reconnaître par quels muscles ils sont formés, (à cause de la position anormale de ces derniers), on arrive sur la tête fémorale.

On se donne du jour en ruginant les insertions musculaires de la face interne et postérieure du grand trochanter; et, pensant trouver alors dans la synoviale un guide sûr pour continuer l'intervention, on incise la capsule sur le trochanter. Mais la synoviale a complètement disparu, la capsule est adhérente au col fémoral, la tête est entourée de tissus fibreux. Pour libérer l'une et l'autre, il faut absolument se servir de la rugine.

Le ligament rond a complètement disparu. La tête fémorale est de forme irrégulière et *atteinte de troubles trophiques très avancés*, car elle est extrêmement molle et friable et la rugine pénètre avec la plus grande facilité dans le tissu spongieux.

Une fois la tête et le col libérés, faisant exécuter par l'aide qui tient le genou des mouvements destinés à éloigner la tête fémorale de l'os iliaque pour explorer la cavité cotyloïde, on sent bien celle-ci dans la profondeur, comblée de tissus fibreux; mais il est impossible de la ruginer et de la libérer comme nous aurions voulu le faire. A bout de doigt et à la curette, nous nous contenterons de l'évider de notre mieux.

Nous cherchons alors à pratiquer la réduction de la tête luxée par les manœuvres habituelles. Il nous est d'abord impossible d'arriver à ce résultat, mais la réduction devient facile quand nous avons réséqué « au bistouri », tellement le tissu osseux est ramolli, les 2/3 de la tête fémorale.

A ce moment le col fémoral, ou mieux ce qui reste de la tête fémorale, est au contact de ce qui était la cavité cotyloïde. Mais quoique nous ayons, à ce moment encore essayé de parfaire son évidement, nous n'avons été que médiocrement satisfait du résulta! obtenu. Un drain est placé à ce niveau — quelques points de suture sur les muscles — suture cutanée laissant seulement le passage du drain profond.

L'opéré est replacé dans son lit avec un appareil à traction, le membre maintenu en rotation externe par des coussins et des liens.

Suites opératoires. Au 2ᵉ jour le malade commence à faire de la fièvre. Au 4ᵉ, bien que l'aspect des téguments soit normal, nous faisons sauter les points de suture; nous ne trouvons pas de pus dans la profondeur.

Au 8ᵉ jour, la température est toujours élevée et, de la profondeur de la plaie sort du pus dont nous n'arrivons pas à reconnaître l'origine.

Nous plaçons alors des tubes de Carrel dans tous les diverticules de la plaie et instituons l'irrigation discontinue au liquide de Dakin à l'aide de l'appareil de Ginesty.

Le 20 mai l'état est stationnaire. La suppuration persiste.

Pensant que l'infection s'est produite au niveau de

l'extrémité osseuse réséquée et évidée, nous décidons de réséquer complètement par voie antérieure le col fémoral, afin d'établir un large drainage — et nous pratiquons cette intervention à l'aide de l'incision antérieure de Bérard. Nous ne trouvons pas de pus à ce niveau; mais, en explorant la plaie de la première intervention, nous découvrons une abondante collection purulente, sous le grand fessier, qui est largement drainée ainsi que la cavité de résection. Appareil plâtré fenêtré.

Dès lors, la température est rapidement revenue à la normale, la suppuration a diminué, puis disparu et la cicatrisation a marché vite.

Le 15 août les plaies sont complètement cicatrisées, la hanche est dans l'état suivant: Le trochanter est très remonté, à trois travers de doigts de la crête iliaque; le membre est raccourci de six centimètres environ, la cuisse est mobilisable assez facilement sur le bassin: il n'y a aucune adhérence entre le fémur et l'os coxal. Notre impression est que cet opéré n'aura jamais qu'une hanche ballante, presque inutilisable pour la fonction. Nous permettons alors au blessé de se lever et de s'essayer de marcher avec des béquilles.

Quelque temps après, nous avons la joie de constater que non seulement le blessé marche convenab'ement avec des béquilles, mais encore qu'il peut facilement, en s'aidant du bras d'un camarade, faire quelques pas, en s'appuyant du côté opéré.

Dès lors les progrès ont été rapides et le blessé, muni d'une chaussure orthopédique, marchant avec une facilité relative quitte l'hôpital.

DE LA VOIE D'ACCÈS

Une première question se pose. Beaucoup d'auteurs, et tout particulièrement à l'époque actuelle, semblent recommander, et ceci d'une façon systématique, la voie antérieure. Dans l'observation précédente, lors de la réduction sanglante, la hanche a été abordée par la *voie postérieure*.

Et cependant, si nous compulsons les observations les plus anciennes comme les plus récentes, nous constatons que presque toutes les luxations iliaques irréductibles ont été abordées par la voie postérieure: incisions de Langenbreck, de Kocher, Ollier ou Hoffa, ou bien s'en rapprochant sensiblement.

Quelques-unes cependant ont été abordées en avant. La plupart concernent des enfants, chez lesquels comme nous le verrons plus loin cette incision peut, à la rigueur, donner un jour suffisant.

Nous relevons cependant une intervention de M. Gangolfe, chez un adulte celle-ci, et particulièrement démonstrative puisqu'il a été nécessaire, au cours de l'opération, de faire dans un deuxième temps une incision postérieure sur la tête luxée.

« Abordée par la voie antérieure. On passe entre le couturier et le droit antérieur et l'on se trouve immédiatement au milieu d'un amas fibreux informe. La cavité cotyloïde est impossible à reconnaître. Pour la retrouver, il faut chercher l'épine iliaque antéro-supérieure qui sert de point de repère et aller immédiatement au-dessous. A ce niveau, incision cruciale des tissus fibreux qui encombrent la cavité.

2ᵉ temps. Incision postérieure sur la tête luxée ».

Bloch de même dans une luxation iliaque ancienne, ayant abordé son articulation par la voie antérieure dut faire dans un 2ᵉ temps l'incision de Langenbeck, pour la résection.

Et l'obstacle qui oblige à recourir dans ces cas à une incision postérieure est toujours le même, c'est la difficulté que l'on éprouve à libérer le trochanter et surtout le col et la tête.

C'est justement en se basant sur ce fait, que, dans les luxations iliaques relativement récentes, l'irréductibilité tient un peu aux muscles et beaucoup aux dispositions spéciales de la capsule, que Cahier, dans le Traité de Chirurgie de Delbet et Le Dentu, conseille d'accéder par la voie antérieure; il préconise, au contraire la voie postérieure lorsque la luxation appartient aux variétés antérieures.

« Excellente pour la luxation récente, dit-il, l'incision antérieure semble moins recommandable quand les déplacements sont anciens et qu'il faut avoir un accès facile non seulement sur la cavité cotyloïde mais sur le trochanter donnant insertion à des muscles fortement raccourcis. Aussi, pensons-nous, que dans les luxations anciennes il vaudrait mieux utiliser, comme le pensent Gayet et Piollet, d'après les observations qu'ils ont colligées, l'incision de Kocher qui donne beaucoup de jour et permet une dénudation facile du trochanter et du col ».

Outre que ces altérations de la capsule ne précèdent pas de façon constante le raccourcissement musculaire, elles ne constituent pas en elles-mêmes une indication pour l'incision comme le pense Cahier. Si l'incision antérieure, en effet, semble particulièrement favorable dans ces cas où la lésion siège à la face antérieure de la capsule et sur le cotyle deshabité, elle donnera un jour tout à fait insuffisant pour libérer la tête des adhérences de la capsule. Quand, d'autre part, peut-on admettre qu'une luxation iliaque cesse d'être « relativement récente? ».

Il faut bien penser aussi que, d'après les indications mêmes de l'intervention sanglante, l'obstacle le plus sérieux à la réduction siègera sur le trochanter et le col, puisque l'impotence fonctionnelle est le plus souvent fonction du raccourcissement musculaire et de l'adhérence de la capsule qui fixent la tête dans une attitude éminemment défavorable à la marche.

Nous pensons donc que la voie postérieure sera la méthode de choix.

Chez les enfants, à cause de la moindre épaisseur des masses musculaires, il semble qu'on puisse utiliser la voie antérieure avec quelques chances de succès. Outre qu'elle réduit au minimum les délabrements musculaires, elle permet d'arriver facilement sur la face antérieure de l'articulation et d'aller libérer la cavité cotyloïde. L'opération est, en effet, beaucoup plus facile que chez l'adulte et le pronostic plus favorable. Cette voie présente cependant au point de vue du pronostic éloigné un inconvénient assez sérieux : On est amené forcément, en effet, à sacrifier la partie antérieure le la capsule avec le puissant ligament de Bertin; et ne faut-il pas craindre plus tard pour l'articulation qu'on aura privée de son moyen d'union le plus important?

Dans le cas qui nous préoccupe, l'incision antérieure n'aurait donné aucun résultat. Sans doute, elle eût largement exposé le cotyle et il eût peut-être été possible de l'évider complètement. Mais l'adhérence de la capsule au col, l'abondance du tissu fibreux autour de la tête luxée, la rétraction musculaire eussent été autant d'obstacles insurmontables à la réduction. L'incision postérieure au contraire, en donnant un jour suffisant sur le col et le trochanter en a permis la libération sans sectionner les insections des muscles pelvi-trochantériens — en les ruginant — ce qui comme nous le verrons plus tard, n'est pas sans intérêt. La cavité cotyloïde comblée de tissu fibreux n'a pu être dégagée qu'en partie, mais il a été possible en diminuant le volume de la tête, de réduire celle-ci malgré l'évidement incomplet du cotyle.

On a utilisé l'*incision de Kocher*, incision angulaire ou plutôt arquée qui commence sur la face postérieure du trochanter au niveau de sa base et monte sur cette face postérieure jusqu'au niveau de la saillie qui termine en arrière son bord supérieur. A partir de ce point l'incision se réfléchit à angle obtus obliquement en haut et en dedans dans la *direction des plis du grand fessier.*

Dans quelques ouvrages que nous avons consultés, nous voyons donner à cette incision de Kocher une description différente.

L. Cahier, dans le Traité de chirurgie Le Dentu et Delbet (p. 266), décrit de la façon suivante le procédé de Kocher :

« Commencer par une incision postéro externe à concavité postérieure, la partie inférieure suit l'axe du trochanter et la moitié supérieure part à deux travers de doigts au-dessous et en arrière de l'épine iliaque antéro-supérieure; descend en se dirigeant en avant; puis, se recourbant progressivement en arrière atteint et traverse obliquement le grand trochanter pour rejoindre l'incision inférieure ». Nous retrouvons une description analogue dans la thèse de Piollet de Lyon, 1902 (p. 173).

Outre que cette description est d'une obscurité flagrante, l'incision semble parfaitement impossible à réaliser, et c'est probablement pour cette raison que dans beaucoup de cas on a pratiqué une incision assez analogue à celle d'Ollier, attribuée à tort à Kocher à cause, nous supposons, de son irrégularité.

Farabœuf lui-même, dans sa médecine opératoire attribue à Kocher une incision intermédiaire entre celles de Langenbeck et Ollier — ce qui est parfaitement inexact — Cette incision étant la plus postérieure et suivant la direction des fibres du grand fessier, en pleine masse musculaire.

Piollet prétend, ce qui somme toute illustre sa description que : « l'incision de Kocher mène plus en avant que celle d'Ollier, les fessiers sont donc compris, ajoute-t-il, dans la lèvre postérieure de la plaie ». Il sagirait donc pour eux d'une incision à sinus ouvert en avant.

Et cependant, si nous nous reportons aux « *chirurgische operationlehre, de Kocher*, où il décrit son procédé : (201) *Resectio coxæ*, page 267:

« L'incision commence à la base de la surface externe du grand trochanter — de là, elle se dirige en haut vers la pointe du grand trochanter, puis se recourbe en arrière en formant un angle dans la direction des fibres du grand fessier, à travers la peau et un tissu graisseux épais ».

La figure 130, page 271 est particulièrement nette, de même que les figures 128 et 129.

Nous retrouvons une description exacte de la technique de Kocher dans le Précis de technique opératoire: Chirurgie du membre inférieur de Ch. Labey, p. 91.

L'incision de Kocher est donc bien *postéro latérale*, à angle obtus, ouvert en arrière, et nous avons cru devoir préciser ici ce point de technique opératoire.

Des difficultés de la Réduction Sanglante

L'examen attentif de l'observation de M. Martin nous montre des obstacles à chaque pas. — Ils tiennent à la fois aux muscles — à la capsule — à la cavité — à la tête fémorale.

1° D'abord les altérations musculaires.

Indépendamment, bien entendu de la position anormale des muscles qui peut aiguiller le chirurgien dans une mauvaise voie en ne mettant devant ses yeux qu'une masse musculaire dont les interstices prennent les directions les plus imprévues, un gros obstacle peut exister dans leur rétraction et raccourcissement.

C'est ainsi que *Paci*, renonçant à vaincre la résistance opposée par les adducteurs, se décide à pratiquer la décapitation du fémur.

Ch. Nélaton (Archives gén. de Méd., 1889, p. 280) trouve au cours des manœuvres de réduction des obstacles identiques. « La cavité cotyloïde creusée à la gouge et au maillet, on fait des tractions sur le membre luxé, puis des tractions directes sur la tête à l'aide d'un crochet spécial: la tête ne s'abaisse pas. Si on fléchit le membre, elle fuit dans la fosse iliaque. L'obstacle est représenté par les fessiers dans l'extension, par les adducteurs dans la flexion. Alors : résection de la tête.

L'articulation dans ces cas s'est cristallisée dans une position définitive. Sous l'influence des tractions énergiques les muscles ne s'allongeront pas, il sera impossible de remettre en place la tête luxée retenue dans sa situation anormale par des cordages inextensibles. Sous l'influence des manœuvres trop brutales de réduction, il pourra se produire des fractures ou de gros délabrements musculaires.

Si l'on se résout à de larges sections musculaires pour libérer le fémur, à de larges incisions capsulaire on détruira d'emblée tous les moyens de soutien.

Plus tard, le bassin ne sera plus soutenu, le poids du corps tendra à faire descendre le bassin sur le fémur et à allonger de haut en bas les tissus fibreux qui les lieront l'un à l'autre : de là la tendance de la tête à quitter sa nouvelle habitation, ou plus exactement la tendance du bassin à descendre, d'où reproduction de la luxation.

D'autres fois, on se résoudra à raccourcir l'os luimême, ce qui allonge d'autant les muscles. Nous rappellerons à ce propos que l'examen de plusieurs observations nous a convaincus que des résections auraient pu être évitées si la voie postérieure avait été utilisée. Dans les luxations iliaques anciennes l'incision postérieure reste, ainsi que nous l'avons vu, la méthode de choix.

2° Les altérations de la cavité et de la capsule.

Il s'agit ici d'un obstacle autrement fréquent, grave surtout d'abord à cause de l'augmentation considérable de la durée de l'intervention, au grand préjudice du malade. Dans l'observation de M. Martin ces altérations étaient particulièrement sérieuses : « La synoviale a complètement disparu, la capsule est adhérente au col fémoral. La tête est entourée de tissus fibreux, pour libérer l'une et l'autre, il est nécessaire de se servir de la rugine, le ligament rond est absent ».

Donc pas de guide pour l'intervention, le bistouri s'achemine dans du tissu fibreux épais, résistant et chemine à l'aveugle. On signale même des cas où le col est fixé dans un manchon cartilagineux, véritablement maçonné à l'os coxal.

La cavité cotyloïde, qu'on sent dans la profondeur est comblée de tissu fibreux, mais il est impossible de la ruginer. A bout de doigt et à la curette, il faut l'évider le mieux possible. L'évidement sera insuffisant, la cavité ne pourra recevoir la tête; il sera nécessaire de la réséquer en partie.

Ces altérations sont fréquentes dans les luxations traumatiques anciennes. La déformation de la cavité est pour ainsi dire constante : Les bords se renversent en dedans, d'où rétrécissement plus ou moins considérable de la cavité. Il se forme un remblai fibreux la comblant en totalité ou en partie, à tel point qu'elle devient absolument impropre à recevoir la tête fémorale. « Je trouvai, dit *Mac Cormac* (Saint Thomas, hosp. reports t. IX, 1879, p. 101), au lieu d'une cavité profonde en forme de calice, une cavité peu profonde en forme de soucoupe dans laquelle la tête de l'os, en supposant que j'aie pu l'y amener, ne pouvait absolument demeurer. D'ailleurs, tissu fibreux dans l'acétabulum ».

Nicoladini (Wiener medical Wochenschrift, 188', p. 734) trouve des altérations analogues : « La tête fémorale est recouverte d'une capsule épaisse. Cette capsule est doublée sur la face interne d'une membrane lisse, unie, semblable à une synoviale. L'acétabulum est obstrué par des membranes solides, épaisses, difficiles à distinguer au point de vue anatomique du limbe cartilagineux de la cavité et qui malgré plusieurs tentatives rendront impossible la remise en place du fémur ».

Severeano (Congrès de Chirurgie, 1886, p. 339), présente une observation du même genre. Dans le cas de *Poncet* le cotyle était tamponné par une masse fibreuse dure, lardacée, se laissant couper difficilement, rappelant par sa consistance le tissu fibreux d'un polype naso-pharyngien.

Nous trouvons des altérations encore plus graves dans l'observation de *Quenu* (Revue de Chirurgie, 1887, p. 1003). « Incision postérieure. Section du fessier épais. On trouve une néocapsule masquant la tête osseuse. Pour la découvrir, il faut inciser une épaisse couche fibreuse vascularisée, étendue de l'os coxal au fémur. Cette capsule est doublée de plaques irrégulières, fibro-cartilagineuses. On l'incise, plus trace de ligament rond, le sciatique est récliné. On ne peut trouver la cavité cotyloïde masquée par du tissu fibreux.

Tentatives de réduction inutiles ; la tête est fixée absolument, il faut la sectionner au ciseau et au maillet. Souvent une épaisse couche fibreuse tendue comme un voile épais, adhérente au sourcil cotyloïdien, masque la cavité.

Gangolfe trouve une cavité comblée et pratique une incision cruciale des tissus fibreux adhérents de toutes parts.

En présence d'altérations semblables de la cavité et de la capsule, on est généralement conduit à pratiquer une résection.

Dans l'observation que nous présentons, une résection partielle de la tête a été pratiquée, davantage d'ailleurs, parce que la tension des muscles ne permettait pas la réduction de la tête intacte, que parce que la cavité n'avait pu être suffisamment évidée.

Nous insistons particulièrement sur cette résection, véritablement économique. Les opérations de Mac Cormac, Quénu, Gangolfe, Nicoladini se sont au contraire terminées par une *résection cervicale*.

3° *Les altérations osseuses.*

Ces altérations de la capsule et de la cavité ne sont pas les seules et peut-être pas les plus intéressants puisqu'on peut penser attribuer à celles-ci la suppuration qui dans le cas que nous présentons a trompé les espérances d'une opération minutieuse — bien conduite — et nécessité une résection secondaire.

Nous voulons parler des altérations osseuses, de cette tête fémorale, de forme irrégulière, ce qui est assez constant — mais — et ceci constitue une véritable exception d'une gravité particulière, *atteinte de trou-bles trophiques très avancés.* « La tête est molle et la rugine pénètre avec la plus grand facilité dans le tissu spongieux. La réduction étant plus tard impossible par suite de l'étroitesse de la cavité cotyloïde dont l'évidement n'a pu être suffisant, il est nécessaire de réduire les dimensions de la tête; les 2/3 sont réséqués « au bistouri », tellement le tissu spongieux est ramolli,

Que l'on attribue ces troubles trophiques au traumatisme primitif — une décalcification progressive lui ayant fait suite — quelque chose d'analogue à cette décalcification traumatique des os décrite par Sudeck de Hambourg. « Ces zones raréfiées, plus claires, ces lacunes irrégulières, ces altérations de la densité et de la trabéculation normale qui témoignent de l'atrophie osseuse ».

Qu'on l'attribue à ces traumatismes successifs que subit la tête dans ses déplacements anarchiques; ou bien qu'il ne s'agisse tout simplement que d'une atrophie consécutive aux troubles de la fonction. Que l'on pense au contraire qu'il faille incriminer une infection localisée passée inaperçue.

Il n'en est pas moins vrai que ce sont là altérations assez rares puisque nous n'en trouvons que deux exemples dans la littérature chirurgicale.

Mac Cormac signale une résorbsion partielle de la tête.

Paci (Bull. méd. 1887, p. 22- et Revue de Chirurgie, 1887, page 582), expose l'histoire d'un cas qu'il eût à traiter.

« Renonçant à vaincre, après l'insuccès de longues tentatives de réduction, la résistance opposée par les adducteurs il se décide à pratiquer la résection. En examinant la partie enlevée, il reconnaît que la substance osseuse a presque totalement disparu; la tête est molle et recouverte de cartilage déjà érodé. »

Plus souvent, nous nous trouvons en présence de condensation osseuse et d'ostéite productive.

Nous n'en citerons que quelques exemples :

Kirmisson (Bulletin de la Société de Chirurgie, 1892, p. 208), rapporte qu'après de vaines tentatives de réduction d'une luxation iliaque ancienne, s'étant décidé à la résection, il trouve une déformation considérable de la tête. Celle-ci était représentée par deux éminences osseuses, l'une en avant, l'autre en arrière du grand trochanter. La saillie postérieure ayant été réséquée, il replace la saillie antérieure dans la cavité cotyloïde évidée à la gouge.

Delorme, dans un cas malheureux trouve des déformations analogues.

Payr a trouvé chez un homme de 36 ans la tête fémorale complètement enveloppée par une masse osseuse néoformée qu'il fallut morceler et extraire.

Les altérations osseuses quelles qu'elles soient constituent le plus souvent un obstacle fort grave, à tel point que les opérateurs se sont dans l'immense majorité des cas décidés à une résection cervicale. Et l'on peut se demander si ces altérations ne constituent pas en elles-mêmes une indication de résection immédiate. Nous ne le pensons pas. Aucun parallèle ne pouvant être fait somme toute au point de vue de la fonction entre la reposition, opération véritablement curative, et idéale, et la résection, intervention palliative entraînant souvent un raccourcissement considérable et une claudication fort gênante.

M. Martin a cru pouvoir se contenter d'une réduction avec résection partielle de la tête, et ceci malgré les altérations profondes de l'extrémité fémorale. Une résection secondaire a été rendue nécessaire par la suppuration : le résultat fonctionnel a été somme toute de bon aloi comme nous le verrons plus loin. On pourrait supposer que la suppuration a eu pour point de départ l'altération osseuse. Nous ne le pensons pas. Il n'y a, en effet, aucune trace d'infection au niveau de l'extrémité réséquée; le pus siège sous le grand fessier et semble donc avoir une autre origine. C'est justement cette conviction qui nous autorise à dire *qu'il n'y a pas a priori dans l'altération trophique de la tête une indication de résection*. Dans tous les cas où une luxation traumatique ancienne, irréductible, est justiciable du traitement sanglant, la réduction doit être tentée, quelles que soient les difficultés de l'intervention.

DU RÉSULTAT FONCTIONNEL

Il nous reste à dire quelques mots du résultat fonctionnel qui par bien des points est véritablement surprenant. Nous chercherons à trouver une explication à cette consolidation tardive d'une hanche anatomiquement ballante. « Le 15 août, 3 mois après l'intervention la plaie est cicatrisée. La hanche est dans l'état suivant : le grand trochanter est très remonté, à trois travers de doigts de la crête iliaque. Le membre est raccourci de 6 centimètres. La cuisse est mobilisable assez facilement sur le bassin. Il n'y a aucune adhérence du fémur à l'os coxal : la radiographie est particulièrement nette à ce sujet et nous regrettons de ne la pouvoir reproduire.

Il s'agit donc d'une hanche ballante, paraissant inutilisable pour la fonction.

Le blessé se lève à ce moment et s'essaie à marcher avec des béquilles.

Résultant *paraissant* donc mauvais.

Quelques temps après, on constate que non seulement le malade marche convenablement avec ses béquilles, mais encore qu'il peut facilement, en s'appuyant sur le bras d'un camarade, faire quelques pas. Dès lors les progrès sont rapides, et le blessé marchant avec une relative facilité quitte l'hôpital.

Donc : hanche anatomiquement ballante, aucun point d'union, en effet, visible à la radio, le fémur et l'os coxal ne sont pas solidaires. Il faut chercher ailleurs les moyens de suspension et de fixation.

Ils sont tout d'abord dans l'épaississement de la capsule et particulièrement dans la partie antérieure de celle-ci et surtout cette prolifération des tissus fibreux qui unissent peut-être lâchement le fémur à l'os iliaque mais qui limitent et dirigent la contraction musculaire. Car, dans le cas qui nous préoccupe, il semble bien qu'il faille attribuer ce résultat fonctionnel véritablement paradoxal à la conservation des muscles pelvi-trochantériens qui, par leur contraction, immobilisent, ou mieux limitent le mouvement d'ascension de l'extrémité réséquée.

Il s'agit bien de ce que *Ollier* dans son Traité des résections dénommé « articulation par suspension »; mais articulation physiologiquement fixée et rendue utilisable par la tonicité musculaire.

Nous ferons remarquer, en effet, qu'au cours de l'opération on a pris un soin particulier à ne pas sectionner les muscles, que le trochanter a été soigneusement ruginé; les insections musculaires détachées avec le périoste se sont reformées par la suite et ce sont elles qui maintiennent cette articulation non ankylosée, fixée lâchement par les trousseaux fibreux, tout en permettant des mouvements assez étendus.

Nous pourrions peut-être nous demander s'il n'eut pas été préférable d'obtenir une ankylose osseuse. La soudure coxo-fémorale a sans doute de gros inconvénients : ceux qui en sont atteints peuvent difficilement se baisser, s'asseoir sur un siège bas, s'accroupir.

« Les sujets ankylosés, dit *Ollier*, peuvent marcher indéfiniment sans fatigue et sans boiter. Ils se tiennent debout sans effort et sont aptes par cela même à l'exercice de la plupart des professions pénibles.

Ceux qui ont une articulation mobile, au contraire, boitent toujours plus ou moins et quelquefois d'une manière très disgracieuse. Ils se fatiguent vite, sont incapables de faire de grandes courses, et boitent d'autant plus que leur néarthrose est plus mobile. Ils sont longtemps exposés à des déplacements progressifs de la tête et sont incapables d'exercer une profession fatigante ».

Une ankylose eut été sans doute préférable; des mouvements de flexion apparente par bascule du bassin peuvent se produire et les inconvénients de l'ankylose se trouvent ainsi modifiés.

Quoiqu'il en soit, le résultat fonctionnel doit être considéré comme bon, extraordinaire, si on le compare aux moyens de fixité illusoires de cette hanche que l'on croyait perdue pour la fonction.

Et ceci est une illustration de la chirurgie minutieuse qui sait ménager les tissus vivants et réduire les délabrements au minimum.

Si les muscles pelvi-trochantériens avaient été sectionnés — les ponts étaient coupés. La hanche définitivement ballante était fonctionnellement inutilisab'e.

La Nature ne fait les frais de la réparation que si nous aidons la Nature.

CONCLUSIONS

I. Toutes les fois qu'une intervention est justifiée par la présence des deux symptômes *douleur* et *impotence fonctionnelle grave*, la réduction sanglante doit être tentée : opération véritablement curative et idéale.

Les altérations de la capsule, de la cavité, les altérations osseuses elles-mêmes ne seront pas « à priori » des indications de résection. Si celle-ci est rendue nécessaire par l'impossibilité de la réduction elle doit être aussi économique que possible.

Les insections musculaires des pelvi-trochantériens doivent être ruginées avec soin et non pas sectionnées, souci véritablement capital, auquel il convient d'attribuer dans le cas présenté le résultat fonctionnel presque paradoxal de la résection cervicale secondaire.

II. Au point de vue de la voie d'accès, la luxation iliaque que nous avons tout particulièrement étudiée doit être abordée par la *voie postérieure*. Cette méthode est même à notre avis une condition de réussite de la réduction.

L'incision décrite par Kocher, incision postéro-laté-
rale que nous avons précisée au cours de ce petit travail est avantageuse : elle donne beaucoup de jour et
permet de lever l'obstacle.

BIBLIOGRAPHIE

ALLIS. — Old dislocation of Hip attemps at reduction
followed by fatal hemorrhage (Annales of Sur-
gery, 1892).

D'ANTONA. — Progresso medico, 1890 (Revue d'Orthopédie, 1891, p. 316).

BAYER. — Zur Casuistik der veralteten Huftgelenks-
luxationen (Prager med. Woch., 1880).

BELL. — Old traumatic dislocation of Hip (The Lancet,
1898, t. II, p. 1959).

BIGELOW. — On dislocation of the Hip. (The Lancet,
1878, T. I, p. 866 et 894).

BLOCH. — Remarques à propos d'un cas de luxation
irréductible de la hanche, traité par une opération (Revue d'orthopédie, 1890, p. 161).

BRUNS. — Operation irreponibler Luxationen (Central
blatt f. Chirurg., 1879, p. 367).

DENNETIÈRES. — Causes des luxations irréductibles de
la hanche. Leur traitement par la réduction sanglante (Th. de Paris, 1890-1891).

DREHMANN. — Zur operation Behandlung irreponibler
traumatischer Luxationen (Beit. z. Chir., 1897,
t. XXII, p. 775).

Endlich. — Uber die blutige reposition des Luxatio-
iliaca et obturatoria, Langenbecks arch. f. Klin.
Chir. 1898, t. LXI, p. 574).

G. Gayet. — De la reposition sanglante de la tête fémorale dans les luxations irréductibles de la hanche.
(Revue de Chirurgie, 1902, t. LVI).

Hoffa. — Lehrbuch des orthopaedische (Chirurgie,
1898.

Hœflinger. — Die operative Behandlung irreponibler
traumatischer Huftgelenks luxationen (In diss.
Bern.; 1899-1900).

Gangolfe. — In th. Piollet.

Jacob. — Traitement des luxations traumatiques et
irréductibles de la hanche en arrière (Bull. de soc.
Chirurgie de Lyon, t. IV, p. 329, 1900-1901).

Saint-Jones. — Traumatic luxatio of Hip. (The Lancet,
1884, t. II, page 870).

Kirmisson. — Résection orthopédique de la hanche,
pour luxation iliaque ancienne (Bull. et Mem. de soc.
Chirurgie, Paris, 1892 p. 208).

Kiry. — Ueber die operative Behandlung irreponibler
traumatischer luxationen of Hüftgelenks (Beit. z.
Chirurg., 1889, t. IV, p. 537).

Kneer. — Uber 32 traumatische Huftgelenks luxationen (Beit. z. Klin. Chirurg., 1888, t. IV, p. 513).

Kocher. — Chirurgische operationlehre, Iena, 1897.

Lafaurie. — Etude sur les luxations anciennes (Th.
de Paris, 1869),

Mac Cormac. — On a case of unreduced dislocation of
the fémur in wich excision was successfully per-

formed. (Saint-Thomas, Hosp. reports, 1879, t. IX,
p. 101).

LE DENTU et DELBET. — Lésions traumatiques des arti-
culations (I.. Cahier), in Traité de Chirurgie).

MARGARY. — Resecktion des Femur Kopfes weg n
nicht reponirter Luxation nach hinten. (Archivio
di Orthopedia, 1884 (in centralblatt f. Chirurg.,
p. 279, 884).

NICOLADINI. — Zur arthrotomie veralteten luxationen.
(Wiener med Woch, 1885, p. 734).

Ch. NELATON. — Causes de l'irréductibilité des luxations anciennes de la hanche (Arch. gén. de Méd.,
1889, p. 280, 235).

OLLIER. — Traité des résections, 1891. t. III.

PACI. — IVe Congrès de Chirurgie, Gênes, avril 1887.

PAYR. — Uber die blutige reposition von pathologis-
chen und veralteten traumatischen luxationen des
Hüftgelenks bei Erwachsenen (Deutsch Zeitschrift. Chirurg., 1900, t. LVII, p. 14).

POINSOT. — De l'intervention opératoire dans les luxations irréductibles de la hanche par la méthod
sanglante. (Bull. et mem. de chirurg.; Paris, 1883
p. 101).

PIOLLET. — Traitement des luxations traumatiques anciennes de la hanche (Th. de Lyon, 1902).

POLAILLON. — Sur la réduction sanglante des luxations
irréductibles de la hanche (Bull. et mem. de la soc.
de chirurg., Paris, 1883).

PONCET. — Notes sur l'irréductibilité des luxations de
la hanche (Revue d'Orthopédie, 1890, p. 378),

Popper. — Operation und Reposition veralteter luxationen. In diss. Wurzburg, 1887-88).

Quénu. — Luxation ancienne de la hanche. (Revue de Chirurgie, 1887, p. 1.003).

Racke. — Irreponible luxatio der Hufte : Resectio (Berl. Klin. Chirurg. Wochenschrift, 1877, n° 25, p. 357).

Rochet. — Valeur de la voie d'approche antérieure pour certaines luxations de la hanche (Revue de Chirurgie, 1900, t. XXI, p. 499).

Severeano. — Luxation de l'épaule, de la hanche, du cou de pied. (Congrès de Chirurgie, 1886, p. 339).

Volkmann. — Uber die blutige reposition veralteter traumatischer Hüfthux. (Dent. Zeitschrift f. Chir. 1893, t. XXXVI, p. 373).